BEI GRIN MACHT SICH IHR WISSEN BEZAHLT

- Wir veröffentlichen Ihre Hausarbeit,
  Bachelor- und Masterarbeit

- Ihr eigenes eBook und Buch -
  weltweit in allen wichtigen Shops

- Verdienen Sie an jedem Verkauf

Jetzt bei www.GRIN.com hochladen und kostenlos publizieren

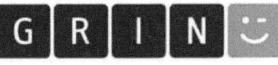

Bibliografische Information der Deutschen Nationalbibliothek:

Die Deutsche Bibliothek verzeichnet diese Publikation in der Deutschen National-
bibliografie; detaillierte bibliografische Daten sind im Internet über http://dnb.d-
nb.de/ abrufbar.

Impressum:

Copyright © 2017 GRIN Verlag
Druck und Bindung: Books on Demand GmbH, Norderstedt Germany
ISBN: 9783668820906

Dieses Buch bei GRIN:

https://www.grin.com/document/445690

Jasmin Reich

Wie ist die Anatomie und Entwicklung des Gehirns?

GRIN Verlag

GRIN - Your knowledge has value

Der GRIN Verlag publiziert seit 1998 wissenschaftliche Arbeiten von Studenten, Hochschullehrern und anderen Akademikern als eBook und gedrucktes Buch. Die Verlagswebsite www.grin.com ist die ideale Plattform zur Veröffentlichung von Hausarbeiten, Abschlussarbeiten, wissenschaftlichen Aufsätzen, Dissertationen und Fachbüchern.

Besuchen Sie uns im Internet:

http://www.grin.com/

http://www.facebook.com/grincom

http://www.twitter.com/grin_com

Hausarbeit zum Modul 1

Dentalhygiene und Präventationsmanagement (B. Sc.)

Wie ist die Anatomie und Entwicklung des Gehirns?

Abgabetermin:

19.06.2017

Verfasst durch:

Jasmin Reich

Inhaltsverzeichnis

1 Einleitung

Das menschliche Gehirn ist einmalig. Im Vergleich zu anderen Organen macht das Gehirn aber nicht wirklich viel her. Es ist circa 1,4 Kilogramm schwer, hat furchen und eine geleeartige Konsistenz. Das Gehirn kann sich nicht ausdehnen oder zusammenziehen wie etwa die Lunge, es kann nicht pumpen wie das Herz oder eine Flüssigkeit abgeben wie die Harnblase. Ein Einblick in den geöffneten Kopf von oben würde kaum Aktivität zeigen. So ist es nicht verwunderlich, dass das Gehirn jahrhundertelang als bedeutungslos galt. Die Ägypter entfernten das Gehirn und entsorgten es. Der französische Wissenschaftler René Descartes hatte später dem Gehirn schon mehr Respekt gezollt, er dachte es sei eine Antenne wo Geist und Körper korrespondieren. In der heutigen Zeit wissen wir aber, dass das Gehirn viel mehr als nur ein Organ ist. Das Gehirn hält den Körper am Leben mit den rund 100 Milliarden Neuronen (Nervenzellen), welche für die Regulierung von Herzschlag, Atmung und Blutdruck zuständig sind, andere wiederum kümmern sich um Hunger, Durst oder den Schlafrhythmus. Unser Gehirn regelt die Emotionen, Wahrnehmungen und Gedanken und bestimmt dann letztendlich unsere Verhaltensweise. Das Gehirn lenkt all unsere Handlungen und ist dazu der Sitz des bewussten Geistes. (vgl. Carter/Aldridge/Page/Parker 2014, S. 6) Da das Gehirn ein so komplexes Organ ist, befasst sich die Forschungsfrage mit der anatomischen Zusammensetzung des Gehirns in den jeweiligen Arealen. Die vier größten Anteile bilden hier das Großhirn, Zwischenhirn, Kleinhirn und der sogenannte Hirnstamm, welche jeweils nochmal unterteilt werden in ihre einzelnen Abschnitte. Des Weiteren geht es um die Entstehung des Gehirns vom embryonalen Stadium, über das kindliche Gehirn mit Übergang zum erwachsenen Gehirn, bis hin zum alternden Gehirn. Das Nervensystem ist ebenso ein wesentlicher Bestandteil in Kombination mit der Steuerzentrale des Körpers. Alle elementaren Teile zusammen bilden ein komplexes System, welches sich durch Technik und Wissenschaft noch weiter entwickeln kann.

2 Anatomie des Gehirns

2.1 Großhirn – Cerebrum

Das Großhirn befindet sich unmittelbar unter der knöchernen Schädelkalotte und zieht sich wie ein Netz über Mittelhirn und Zwischenhirn. Das Großhirn ist der größte Hirnabschnitt. (vgl. Menche 2012, S. 132) Es macht mehr als drei Viertel des Hirnvolums aus und sieht wie eine graurosa gewundene Masse aus. Zu dem Großhirn gehören Anatomisch die zwei Hemisphären, der Corpus callosum (Balken), der Hippocampus und die Amygdala. Das Großhirn wird häufig auch als Endhirn (Telencephalon) bezeichnet. (vgl. Carter/Aldridge/Page/Parker 2014, S. 53)

2.1.1 Hirnhälften – Hemisphären

Die dünne Außenschicht der Hemisphären wird Cortex cerebri (Großhirnrinde) genannt. Sie ist gräulich und hat charakteristische Windungen, auch Gyri genannt. Dazu kommen noch flachere und tiefere Furchen, diese werden bezeichnet als Sulci und Fissurae. (vgl. ebd. S. 55) Der Aufbau beider Hemisphären ist nahezu gleich. (vgl. ebd. S.57)

2.1.2 Mandelkern – Amygdala

Der Mandelkern „liegt an der medialen Fläche des Temporallappens." (Kahle/Frotscher 2013, S. 228) Er setzt sich zusammen aus einem Rindenanteil (Nucleus corticalis) und einem Kernanteil und stellt einen Übergang zwischen Rinde und Kern dar. Über diesem Kernkomplex liegt die sogenannte periamygdaläre Rinde. (vgl. ebd. S. 228)

2.1.3 Balken – Corpus callosum

Der Corpus callosum ist eine direkte Verbindung zwischen den beiden Hemisphären. Er ist ein Hochgeschwindigkeitsnetz mit über 200 Mio. Nervenfasern. (vgl. Carter/Aldridge/Page/Parker 2014, S. 56) Der gebogene orale Abschnitt des Balkens heißt Genu corporis (Balkenknie). Sein Mittelteil ist der Truncus und das verdickte Ende wird als Splenium corporis callosi betitelt. Der Corpus Callosum besteht aus Balkenfasern, welche sich in beiden Hemisphären im Marklager ausbreiten und somit die Balkenstrahlung bilden. (vgl. ebd. S. 262)

2.1.4 Hippocampus

Der Hippocampus ist der Hauptabschnitt des Archicortex. Er liegt am Temporallappen medial an. In der Tiefe wird er überlagert vom Gyrus parahippocampalis. Der Hippocampus dehnt sich bis zum kaudalen Ende des Corpus callosum aus, an dieser Stelle wird er zu einer dünnen Decke mit grauer Substanz verringert. Diese Decke zieht sich bis hin zum rostralen Ende vom Corpus callosum. Hier verlaufen auf beiden Seiten dünne Faserbündel. An der dorsalen Fläche des Hippocampus befindet sich ein starkes Faserband, dieses trennt sich aber unter dem Corpus callosum und sich als Fornix (Gewölbe) bis hin zum Corpus mamillare erstreckt. (vgl. ebd. S. 232)

2.2 Zwischenhirn – Diencephalon

Das Zwischenhirn wird hautsächlich aus dem Thalamus, dem Hypothalamus und der Hypophyse gebildet. Es wird vom Großhirn eingeschlossen und bildet gemeinsam mit diesem das Vorderhirn (Prosencephalon) (vgl. Carter/Aldridge/Page/Parker 2014, S. 53)

2.2.1 Thalamus

Der Thalamus ist paarig angelegt und gleicht ein wenig zwei Hühnereier die nebeneinanderliegen. (vgl. ebd. S.55) Er besteht aus zwei große Kernkomplexen. Medial liegt der Thalamus am dritten Ventrikel an, lateral grenzt er an die innere Kapsel des Gehirns. Kleinhirn, Striatum, Globus pallidus und Hypothalamus werden mit dem Thalamus durch Faserbündel verbunden, auch mit der Hirnrinde ist er durch den sogenannten Stabkranz verbunden. „Die Fasern verlaufen schräg durch die innere Kapsel bis zur Hirnrinde." (Kahle/Frotscher 2013, S. 178) Diese vielfältigen und zahlreichen Fasern deuten auf die zentrale und wichtige Funktion des Thalamus hin. Er ist also ein sehr komplexes Gebilde unterschiedlicher Kerngruppen, wobei hier zwei Arten von von Thalamuskernen unterscheidet, je nach Faserverbindung. Zum einen gibt es spezifische Thalamuskerne, diese haben eine Verbindung zur Hinrinde. Die unspezifischen Thalamuskerne auf der anderen Seite haben nur eine Verbindung zum Hirnstamm. (vgl. ebd. S. 178)

2.2.2 Hypothalamus

Der Hypothalamus stellt das unterste Stück und zeitgleich gemeinsam mit dem Chiasma opticum, der Corpora mamillaria und Tuber cinereum die Grundfläche des Zwischenhirns dar. Der Hypothalamus wird noch einmal in zwei Bereiche untergliedert, dem markarmen und den markreichen Hypothalamus. „Der markarme Hypothalamus ist die an peptidergen Neuronen reichste Hirnregion." (ebd. S. 194) Es sind eine Reihe von Faserverbindungen im Hypothalamus sowie lange Projektionsbahnen zu finden. Der markreiche Hypothalamus ist ein markhaltiger Bereich, der von einer Markkapsel eingeschlossen ist. Diese Kapsel setzt sich aus den verschiedenen Faserbahnen zusammen. (vgl. ebd. S. 194)

2.2.3 Hypophyse – Hirnanhangdrüse

Die Hypophyse gliedert sich in zwei Abschnitte auf. Zum einen der Adenohypophyse, dem Vorderlappen, diese geht aus dem primitiven Kopfdarmdaches vor, welches auch Rathke-Tasche genannt. Zum anderen der Neurohypophyse, dem Hinterlappen, die eine Ausstülpung des Zwischenhirnbodens darstellt. Beide Teile berühren sich mit einer Kontaktfläche, wobei hier „das Nervensystem und das endokrin-vaskuläre System miteinander verknüpft sind". (ebd. S. 200) (vgl. ebd. S. 200)

2.3 Kleinhirn – Cerebellum

Das Kleinhirn kann optisch mit „einem faustgroßen Blumenkohl" (Seth 2016, S. 26) vergleichen. Damit nimmt es ca. ein Zehntel des gesamten Gehirnvolumens ein. Es befindet sich „in der hinteren Schädelgrube unterhalbe des Hinterhautlappens des Großhirns." (Menche 2012, S. 140) Das Kleinhirn „entwickelt sich aus der Flügelplatte des Hirnstammes" (Kahle/Frotscher 2013, S. 152) und wird auf Grund von Studien in einen alten Anteil (früh entwickelt) und einen neuen Anteil (spät entwickelt) unterschieden. (vgl. ebd. S.152) Das Cerebellum ist voller Nervenzellen, es „enthält rund die Hälfte aller Nervenzellen des gesamten zentralen Nervensystems." (Seth 2016, S. 26) Es besteht genau wie das Großhirn aus zwei Hemisphären, hier sind diese allerdings mittels des Kleinhirnwurms, der sogenannten „Vermis" miteinander verbunden. (vgl. Kahle/Frotscher 2013, S. 26) Eine weitere Parallele zum Großhirn ist die „ähnlich stark gewundene Hirnrinde, die in ihrem tieferen Inneren aus weißer und an der Oberfläche aus grauer Substanz besteht." (Seth 2016, S. 26) Darunter befindet sich das aus Nervenfasern bestehende Kleinhirnmark, in dem noch die Kleinhirnkerne enthalten sind. Es ist „durch auf- und absteigende Bahnen mit Rückenmark und Mittelhirn und über die Brücke mit dem Großhirn und dem Gleichgewichtsorgan verbunden." (Menche 2012, S. 140) (vgl. ebd. S.140) Diese Bahnen laufen dabei über drei Kleinhirnstiele, über die das Kleinhirn auch mit dem Hirnstamm verbunden ist. Eine Besonderheit des Kleinhirns ist die Purkinje-Zelle. Sie „ist die größte und charakteristischste Zelle des Kleinhirns." (Kahle/Frotscher 2013, S. 156) Sie ist geometrisch angeordnet und von ihrer Basis aus geht das Axon ab und zieht in die weiße Substanz. (vgl. Kahle/Frotscher 2013, S. 154 ff.)

2.4 Hirnstamm - Truncus cerebri

Der Hirnstamm wird in drei Abschnitte geordnet. Zum einen in das Mittelhirn (Mesencephalon), dann in die Brücke (Pons) und zuletzt in die Medulla oblongata (verlängertes Mark). (vgl. ebd. S. 100) Hierbei ist anzumerken das der Hirnstamm nicht einfach nur ein Stamm ist und für den Halt des restlichen Gehirns sorgt, sondern er ein integraler Bestandteil des gesamten Gehirns ist. Vom Aussehen her ähnelt er einem immer breiter werdenden Stiel. Dieser umfasst alle Teile des Gehirns, abgesehen vom Vorderhirn. (vgl. Carter/Aldridge/Page/Parker 2014, S. 62) Der Hirnstamm ist der unterste Abschnitt des Gehirns. Er „besteht aus auf- und absteigenden Leitungsbahnen (weiße Substanz) und aus Ansammlungen von Neuronen (graue Substanz)." (Menche 2012, S. 137) Von ihm gehen zehn echte periphere Nervenpaare ab (Hirnnerven III- XII). (vgl. Kahle/Frotscher 2013, S. 100)

2.4.1 Mittelhirn – Mesenzephlon

Das Mittelhirn ist der oberste Teil des Hirnstammes und bildet zugleich das Dach (Tectum). Dieses besteht aus je zwei unteren und oberen Hügeln (Colliculi inferiores und superiores). Am vorderen Teil des Mittelhirns wird eine Haube (Tegmentum) gebildet, gleich darunter befindet sich das Rautenhirn. (vgl. Carter/Aldridge/Page/Parker 2014, S. 62) Als Mittelhirn, welches 1,5 cm lang ist, wird nur das Mittelstück von Oberrand der Brücke und dem Zwischenhirn genannt. (vgl. Menche 2012, S. 137)

2.4.2 Brücke – Pons

Der Pons bildet eine breite gebogene Wölbung, welche eine gut ausgebildete Querfaserung hat. Hier „werden absteigende Bahnen aus dem Großhirn auf Neuronen umgeschaltet, die zum Kleinhirn ziehen". (Kahle/Frotscher 2013, S. 100) Die längs laufenden Bahnen bilden die Brücke zwischen Großhirn und Rückenmark, die quer laufenden Fasern verbinden das Großhirn und das Kleinhirn. (vgl. Menche 2012, S. 138) Es ist also ein sehr wichtiger Schnittpunkt von Nervenfasern. (vgl. Carter/Aldridge/Page/Parker 2014, S. 56) Außerdem finden hier mehrere Hirnnerven ihren Ausgangspunkt. (vgl. ebd. S. 138)

2.4.3 Verlängertes Mark – Medulla oblongata

Das verlängerte Mark stellt den unteren Teil des Hirnstamms und somit den Übergang zum Rückenmark dar. In seiner weißen Substanz sind auf- und absteigende Bahnen, diese kommen vom Rückenmark und gehen dorthin zurück. Hier überschneiden sich die meisten Pyramidenbahnfasern zur Gegenseite und bilden dabei zwei Vorwölbungen (Pyramiden). In seiner grauen Substanz befindet sich das Steuerungszentrum einiger wichtiger Regelkreise und Reflexhandlungen. Außerdem befinden sich im verlängerten Mark einige Kerngebiete der Hirnnerven (VIII, IX, X, XI und XII). (vgl. ebd. S. 138)

3 Entwicklung des Gehirns

3.1 Das kindliche Gehirn

Bei der Entstehung des Embryos sind die ersten Wochen entscheidend für die Entwicklung des Gehirns. Es entwickelt sich aus der äußersten Zellschicht des heranwachsenden Embryos. Hierbei durchläuft es mehrfache Veränderungen bis es als Organ zu erkennen ist. (vgl. Carter/Aldridge/Page/Parker 2014, S. 208) „Nach einer Phase raschen Zellwachstums wandern die neu entstandenen Neuronen an jene Stellen, wo sie die verschiedenen Teile des Gehirns bilden." (ebd. S.208) Mit knapp 20 Jahren ist das Gehirn vollständig ausgereift.

Nach der Befruchtung bildet sich in den ersten Tagen ein kleiner Zellhaufen, der den Embryo darstellt. Drei Wochen später beginnen sich das Gehirn und das Nervensystem anhand der Neuraplatte auszubilden. Dies geschieht im dorsalen (rückwertigen) Bereich des Ungeborenen. Aus der Neuraplatte entsteht das sogenannte Neuralrohr, welches mit Flüssigkeit gefüllt ist. (vgl. ebd. S. 208 ff.) „Das wichtigste Ereignis in der Entwicklung des Nervensystems ist die Bildung des Neuralrohrs." (ebd. S.208) Alles fängt mit dem Prozess der Neurulation an. Anhand des Signals vom Notochord, das ist der Vorläufer Wirbelsäule, findet hier eine Verdickung des darüber liegenden Gewebes zur Neuralplatte statt. Dabei erheben sich die Seiten und bilden somit die Neuralrinne. Diese bewegen sich aufeinander zu und verschmelzen somit ineinander, wodurch das Neuralrohr entsteht. Bei der Schließung des Neuralrohres lösen sich Zellen aus der Neuralplatte ab und werden dadurch zur Neuralleiste. Aus dieser entsteht zum späteren Zeitpunkt dann das periphere Nervensystem. Erst jetzt beginnt sich das Gehirn und das Rückenmark zu bilden. In der circa vierten Woche formiert sich das Gehirn, es sieht aus wie eine winzige Wulst am oberen Endpunkt des Neuralrohrs. Eine Woche Später (fünfte Woche) ist hier das spätere Vorder-, Mittel-, und Endhirn sichtbar. Die Augen und Ohrbläschen sind jetzt erkennbar. In der Entstehung sind in diesem Zeitraum der Sehnerv, die Retina und die Iris. In Woche sieben ist der Embryo in etwa zwei Zentimeter lang. Aus den unverkennbaren und sichtbaren Wülsten entstehen jetzt der Hirnstamm, das Großhirn und das Kleinhirn. Jetzt bilden sich auch die kranialen und sensorischen Nerven aus. Im Verlauf der nächsten Wochen bildet sich das Gehirn weiter aus und nimmt an Größe immer weiter zu. In der elften Woche nimmt speziell das Großhirn immer weiter zu, die Augen und Ohren gehen an ihren Bestimmungsort und reifen weiter aus. Kopf und Körper sind im Verhältnis noch nicht optimal angelegt, der Kopf ist deutlich größer als der Rest. Eine Teilung des Rautenhirns (Rhombencephalon) wird jetzt vorgenommen, es wird zum Kleinhirn sowie Hirnstamm. Gut 14 Wochen später, also in der 25. Woche, sind auch die Hemisphären klar und deutlich getrennt. Die ersten Windungen und Furchen werden sichtbar. Auch das Kleinhirn wird nun fast vom Großhirn bedeckt. Nach der Geburt entwickelt sich das Großhirn weiter, die Furchen und Windungen werden umfassender. Bei der Geburt des Babys hat es genau so viel Neuronen (circa 100 Milliarden) wie ein Erwachsener, nur müssen diese noch reifen. Das Gehirn wird nur zu einen Sechstel vor der Geburt ausgebildet, aber in den ersten drei Jahren entwickelt es sich auffallend schnell. Hier übernimmt einen großen Teil der Entwicklung das Fasergewebe, da jetzt die Neuronen eine Menge Verbindungen eingehen. Im Altern von drei Jahren wird dieses Netzwerk von Nervenfasern durch einen programmierten Zelltod (Apoptose) ausgedünnt. Dies wird nur gemacht, damit die Nervenfasern, die übrig bleiben, effektiver arbeiten können. Ein guter Vergleich ist hier das Ausblenden vom Rauschen des Radios um Inhalte besser wahrzunehmen. Auch ist mit drei Jahren die Grundstruktur des Kinderhirns fertig ausgebildet. Hier gibt es noch Areale die noch nicht genutzt werden, wie teile des präfrontalen Cortex. Hingegen sind der Hippocampus und die Amygdala fertig ausgebildet und können nun Erinnerungen im Langzeitgedächtnis abspeichern. (vgl. ebd. S. 208 f.)

3.2 Das erwachsene Gehirn

Im erwachsenen Alter ist das Gehirn noch nicht vollständig ausgereift und wächst noch weiter, mehr als jedes andere Organ in unsrem Körper. Es gestaltet sich stetig um, es entstehen immer noch neue Hirnzellen und die Architektur passt sich immer wieder den Lebenserfahrungen an. Das Menschliche Gehirn reift sehr langsam heran. Der letzte Teil der ausgebildet und aktiv wird ist der präfrontale Cortex. „Ist der präfrontale Cortex erst einmal vollständig ‚online', wird er in Situationen mit emotionalem Inhalt besonders aktiv". (ebd. S.212) Im heranwachsenden Alter und in der Pubertät werden sie noch von ihren Emotionen geleitet, der präfrontale Cortex unterbindet es sofern es nötig ist und sorgt zugleich für eine überlegtere Reaktion. „Der präfrontale Cortex entwickelt sich noch, vermutlich der Grund für Impulsivität und vorschnelle Entscheidung" (ebd. S. 212) Er ist eng mit den Basalganglien vereint, diese sind für die motorischen Fähigkeiten wichtig. Dazu verdickt sich das Corpus callosum und erhöht dabei die Fähigkeiten zur Informationsverarbeitung.

Myelinisierung ist die gänzliche Umhüllung der Nervenfasern, diese gewährleisten einen reibungslosen Informationsfluss. Diese Ausbildung ist erst mit dem 30. Lebensjahr erreicht. Der Cortex ist nun voll ausgeprägt und ausgestattet, nun hat er die verbesserten exekutiven Funktionen. Jetzt kann sich das Gehirn bei der Verarbeitung von emotionalen Informationen nicht mehr allein auf die Amygdala verlassen, andere Areale die noch unreif waren sind nun betriebsbereit. Bei der Neurogenese wurde früher angenommen, dass die Nervenzellen im frühen Alter schon festgelegt sind und das Lernen und Erinnern erfolgt nur noch durch Veränderungen durch die vorhandenen Neuronen und deren Verbindungen. Dieser Umbau ist zwar wegweisend für das Lernen, aber heute ist erwiesen, dass auch bei

Erwachsenden neue Nervenzellen produziert werden. Die Neurogenese erfolgt in großen Teilen im Gyrus dentatus des Hippocampus. Diese Gehirnregion ist entscheidend am Gedächtnis und Lernen beteiligt. Im Hippocampus werden circa ein Drittel der Nervenzellen im Laufe des Lebens neu gebildet und somit ersetzt. (vgl. ebd. S. 212 f.) Nun ist es wichtig, dass die Verbindungen gestärkt werden. Das wird gut durch Lernen erreicht, da dies die Umhüllung der Nervenfasern mit Myelin fördert und erhält. „Ein feuerndes Neuron löst Aktivität in den umgebenden Oligodendrozyten aus – einem Typ von Gliazellen -, die daraufhin die Axone der aktiven Nervenzellen mit Myelin ummanteln." (ebd. S.213) Das ist eine Isolierung, sodass sich die Impulse in den Axonen ungehindert fortpflanzen können. Im Alter schrumpft die weiße Substanz des Gehirns, sofern die Verbindungen nicht gepflegt werden. Dies kann vermieden werden, indem etwas Neues erlernt und das Gehirn somit intakt gehalten wird, um eine Alterung zu vermeiden. (vgl. ebd. S. 213)

3.3 Das alternde Gehirn

Im Laufe des Älterwerdens reduzieren sich auch die Anzahl der Neuronen, somit können Impulse langsamer übermittelt werden. Dadurch wird das Denken verlangsamt und die Merkfähigkeit lässt nach, somit verzögern sich auch die Reflexe. Hierbei kann es zu Problemen mit dem Gleichgewicht und bei Bewegungsabläufen kommen. Eine wichtige Rolle spielt dabei die natürliche Degeneration. In der Vergangenheit wurden Menschen selten älter als 50 Jahre. Das Gehirn ist entwicklungsgeschichtlich gesehen auf so ein erhabenes Alter wie wir es jetzt erreichen noch nicht bereit. Die natürliche Degeneration wird nicht von Krankheiten verursacht und steht in keiner Verbindung mit der Demenz. „Neueste Studien zeigen, dass die meisten Neuronen bis zum Tod völlig gesund bleiben." (ebd. S.214) Das Gehirn verliert an Volumen und Größe, im Alter von 20 bis 90 Jahren vermindert es sich um etwa fünf bis zehn Prozent. Das Aussehen verändert sich, die Furchen werden dicker und dabei bilden sich intra- und extrazelluläre Ablagerungen, diese heißen Tangles und Plaques. Diese Veränderung im Gehirn ist noch nicht komplett erforscht, da sie bei Alzheimer und gesunden Menschen auftreten. Der Abbau der Myelinscheide kommt zu Stande, wenn die Neuronenaxonen nicht mehr vollständig Isoliert werden. Dies ist wichtig, damit die Zellen untereinander kommunizieren können. Im Alter setzt dann der Degenerationsprozess ein und die Proteinschicht verkleinert sich. Der Botenstoff

Dopamin steuert Erregungen und schnelle Entscheidungsfindung. Hierbei ist zu sehen, dass dieser Kreislauf im Alter abnimmt. Das kann dazu führen, dass sich das Verhalten im Alter ändert, da die Unternehmungslust und Risikobereitschaft abnimmt. Scheinbar befürworten deswegen Ältere Menschen einen ruhigeren Lebensstil. Da das Gehirn das Altern kompensieren und die mentalen Funktionen verbessern kann, ist eine Angst vor dem Älterwerden unbegründet. „Zwischen 45 und 50 Jahren erhöht sich das Myelin in den Temporal – und Frontlappen, sodass in diesem Alter besser mit seinem Wissen umgegangen werden kann." (ebd. S. 215) Das Gehirn lässt sich auf gewisse Weise Jung halten. Hierbei ist die richtige Lebensweise ausschlaggebend, wodurch der Alterungsprozess verlangsamt werden kann. Es ist also wichtig auf die Richtige Ernährung, viel Bewegung, Ruhe und geistige Fitness zu achten. Dadurch wird das Wachstum des Nervengewebes beeinflusst und dem geistigen Zerfall wird entgegengewirkt. Das schützt den Menschen vor den typischen Alterserscheinungen wie zum Beispiel der Vergesslichkeit. (vgl. ebd. S. 214 ff.)

4 Das Nervensystem

Das Nervensystem wird in zwei große Teile untergliedert. Zum einen in das zentrale Nervensystem (ZNS) und zum anderen in das periphere Nervensystem (PNS). Bei diesen zwei großen Teilen wird noch einmal unterschieden wenn die Funktionen betrachtet werden zwischen dem willkürlichen und dem vegetativen Nervensystem. (vgl. Menche 2012, S. 126 f.)

4.1 Aufgaben

Das gesamte Nervengewebe bildet das Nervensystem, dieses hat zahlreiche Aufgaben. So empfängt es mit speziellen Messfühlern Information aus der Außenwelt und dem Körper. Das Nervensystem beginnt mit Hilfe von afferenten (hinführende) Nervenfasern die erfassten Informationen an das übergeordnete Zentrum zu übermitteln. Sie werden zusätzlich auch verarbeitet und gespeichert. Dies führt dazu das die efferenten (wegführenden) Nervenfasern darauf wirken und reagieren müssen. Hierbei spielt das Hormonsystem auch eine bedeutende Rolle, dieses arbeitet eng mit dem Nervensystem zusammen. So werden die Leistungen aller Organsystem festgelegt, koordiniert und wechselnde Änderungen den Anforderungen angepasst. (vgl. ebd. S.126)

4.2 Besonderheiten

Das menschliche Nervensystem weist im Vergleich zu anderen Lebewesen einige Besonderheiten auf. Eine entscheidende Rolle nimmt dabei das ZNS ein, das die Grundlage für viele Fähigkeiten bildet. Es ist beispielsweise für das Bewusstsein zuständig, die Sprache, das seelische Empfinden, ethische Wertevorstellung, das Denk- oder auch das Abstraktionsvermögen, genau wie für die Kreativität. (vgl. ebd. S.126)

4.3 Aufteilung

Die Aufteilung zwischen dem ZNS und dem PNS ist durch ihren Aufbau klar gegliedert, wobei jeder Teil bestimmte Aufgaben übernimmt. Das ZNS ist für die übergeordneten Zentren, das Gehirn und das Rückenmark, zuständig. Zum PNS gehören die außerhalb liegenden Nervenzellen und Nervenbahnen. Diese verbinden alle Körperorgane mit dem ZNS. (vgl. ebd. S.126)

4.4 Das willkürliche und vegetative Nervensystem

Wie bereits erwähnt, wird das Nervensystem auch nach seiner Funktion hin unterteilt, in das willkürliche und das vegetative Nervensystem. Das willkürliche Nervensystem steuert alle dem Bewusstsein und Willen unterworfene Abläufe, wogegen das vegetative Nervensystem in erster Linie die Funktionen der inneren Organe steuert. Im Gegensatz zum willkürlichen System, ist es durch den Willen kaum beeinflussbar. Beide stehen in enger Beziehung zum Immun- und Hormonsystem. Das willkürlich und das vegetative Nervensystem sind bezüglich der Funktion und des Aufbaus nicht klar trennbar. Im ZNS sind die beiden Nervensysteme weitgehend verflochten. (vgl. ebd. S. 127)

4.5 Das periphere Nervensystem

Hierzu zählt die Gesamtheit der Nervenzellansammlung und der Nervenbahnen außerhalb des ZNS. Es werden Hirnnerven und Spinalnerven differenziert, je nach ihrem Austrittsort aus dem ZNS.

„Die Hirnnerven umfassen alle Nervenfaserbündel, die oberhalb des Rückenmarks das ZNS verlassen." (ebd. S. 143) Dabei gibt es zwölf Paare von Hirnnerven, diese werden immer in römische Ziffern von N. (Nervus) I bis Nervus XII angegeben werden. Die Hirnnerven verlassen das Gehirn allesamt durch Öffnungen in der Schädelbasis. Ihre Aufgabe besteht in der Versorgung des Kopfs-und Halsbereichs und einem Großteil der inneren Organe. Außerdem verbinden sie die Sinnesorgane und das Gehirn. Die Aufteilung der Hirnnerven ist klar geregelt. Während der erste Hirnnerv ins Großhirn geht, zieht der zweite in das Zwischenhirn und die übrigen zehn Hirnnerven in den Hirnstamm. Hierbei werden sie noch einmal in sensorische, willkürmotorische und gemischte Hirnnerven unterteilt.

Die Spinalnerven haben eine klare Struktur. „Aus jedem Rückenmarksegment geht links und rechts je eine vordere und eine hintere Nervenwurzel (Vorder- bzw. Hinterwurzel) hervor, die sich zum Spinalnerven (Rückenmarknerven) zusammenschließen." (ebd. 143) Sie verlassen den Wirbelkanal der Wirbelsäule an der Seite durch die Zwischenwirbellöcher. Unmittelbar nach dem Verlassen des Zwischenwirbelloches splittet sich jeder Spinalnerv in zwei Äste auf. Auf der einen Seite in die hinteren Spinalnervenäste. Diese versorgen Haut und außerdem die tiefen Muskeln vom Hals bis hin zur Kreuzbeinregion. Auf der anderen Seite die vorderen Spinalnervenäste aus dem Brustsegment, welche als Zwischenrippennerven die Haut und Muskel in der Region des Brustkorbes und des Bauches versorgen. Die vorderen Äste der restlichen Spinalnerven bilden Nervengeflechte, die auch Spinalnervenplexus genannt werden. Durch eine weitere Aufteilung bilden sie einzelne periphere Nerven, durch die Arme und Beine versorge werden. Die Geflechte der Spinalnerven erhalten ihren Namen durch den Abschnitt, aus dem sie austreten. (vgl. ebd. S. 143 ff.)

4.6 Das vegetative Nervensystem

Das vegetative Nervensystem spielt eine wichtige Rolle, da es lebensnotwendige Körperfunktion steuert, wie zum Beispiel die Atmung, den Kreislauf, den Stoffwechsel und den Wasserhaushalt. Das geschieht durch eine unterbewusste Steuerung und ist nicht bzw. kaum zu beeinflussen. Es wird noch einmal unterteilt in Sympathikus und Parasympathikus und das Darmnervensystem. Der Sympathikus und der Parasympathikus haben eine gegensinnige Wirkung. Das Organsystem bestimmt, welcher der beiden anregt oder bremst. Der Sympathikus wird bei allen Aktivitäten, die nach außen gerichtet sind, erregt. Ein gutes Beispiel dafür wäre die körperliche Arbeit. Der Parasympathikus dominiert bei den

Köperfunktionen, welche sich nach innen richten, wie zum Beispiel Essen. Da diese sehr eng zusammen spielen, erfolgt immer eine optimale Anpassung an den menschlichen Körper und seiner Bedürfnisse. „Die zentralen Anteile des vegetativen Nervensystems regeln die Aktivitäten der Organe, die durch das periphere vegetative System innerviert werden." (ebd. S. 148) Diese Regelung erfolgt auf verschiedenen Ebenen. Auf der Rückenmarksebene werden teils Darm-, Harnblase und Sexualfunktionen reguliert. Im Hirnstamm liegen die Regulationszentren von Herz, Kreislauf und Atmung. Vom Zwischenhirn und zum Teil vom Großhirn werden die komplexen vegetativen Funktionen wie zum Beispiel die Körpertemperatur gesteuert.

Das Darmnervensystem ist der dritte Teil des vegetativen Nervensystems, es wird auch enterisches Nervensystem (ENS) genannt. Von ihm wird die Blutversorgung und die Bewegung des Magen-Darm-Trakts, Verschlusskraft von allen Schließmuskeln und Sekretion der Verdauungssäfte gesteuert. Dies funktioniert auch ohne Einfluss vom ZNS, es kann aber hindernd oder kräftigend einwirken und somit die Verdauungsfunktion mit allen anderen Köperfunktionen koordinieren. (vgl. ebd. S. 148 f.)

4.7 Versorgung und Schutzeinrichtung des vegetativen Nervensystems

„Das empfindliche Nervengewebe von Gehirn und Rückenmark liegt geschützt im knöchernen Schädelraum bzw. Wirbelkanal." (ebd. S. 150) Dabei liefern die drei bindegewebigen Hirnhäute (Meningen) einen zusätzlichen Schutz. Diese bedecken das Gehirn und das Rückenmark. Außen liegt die Dura mater, in der Mitte folgt die Arachnoidea und innen befindet sich die Pia mater. „Zwischen Arachnoidea und Pia mater befindet sich ein mit Liquor (Gehirnflüssigkeit) gefüllter Raum, der Subarachnoidalraum, der das Gehirn wie ein Wasserkissen vor Stößen und schnellen Bewegungen schützt." (ebd. S. 150) Die Dura mater besteht aus festem Bindegewebe und bildet den äußeren Mantel vom ZNS. Die Arachnoidea ist die mittlere Schicht, die ihren Namen auf Grund ihres spinnwebenartigen Aussehens hat. Sie ist ziemlich gefäßlos und liegt bei der Dura mater innen an. Zwischen diesen beiden liegt der extrem enge Subduralraum. „Im Bereich der Sinus stülpen sich knopfförmige Wucherungen der Arachnoidea in den venösen Raum vor: die Arachnoidalzotten." (ebd. S. 150) Aus diesen wird die Gehirnflüssigkeit der Hohlräume vom Rückenmark und dem Gehirn in das Venensystem abgeleitet.

Die Pia mater, das ist die innere Hirnhaut, ist zart und enthält zahlreiche Blutgefäße. Sie bedeckt direkt die Oberfläche des Nervengewebes. Da sie so zart ist, kommt sie in jede Vertiefung und kann somit alles abdecken. Die Pia Mater und Arachnoidea werden auch als weiche Hirnhäute bezeichnet.

Der Liquor ist eine klare, farblose Flüssigkeit, welche alle Hohlräume und den Subarachnoidalraum ausfüllt. Der Liquor hat die Aufgabe das Nervengewebe zu stützen, Stoßeinwirkung, Reibung oder Druck zu entkräften, so dass dem Gehirn nichts passieren kann. Eine weitere Funktion ist der Stoffaustausch zwischen Blut und Nervengewebe, da der Liquor Nährstoffe aus dem Blut enthält und somit das Nervengewebe versorgen kann und gleichzeitig transportiert er Stoffwechselprodukte aus dem Nervengewebe wieder ab. (vgl. ebd. S. 150 f.)

5 Ausblick

Die Forschung und Wissenschaft beschäftigen sich unaufhörlich damit, sich fortzubilden und dadurch gewisse Dinge zu verbessern. Einen großen Anteil hat bei diesem Thema die Entwicklung von künstlicher Intelligenz, die Gedankenkontrolle und die Erschaffung eines künstlichen Gehirns. Jeder aufgeführte Themenbereich wird bereits ausführlich erforscht und ist von Fortschritten geprägt. Diese Forschungen müssen allerdings immer weiter verfeinert werden, um neue Erkenntnisse in Einklang mit den bereits vorhandenen Gegebenheiten zu bringen. (vgl. Carter/Aldridge/Page/Parker 2014, S. 216) Vielversprechend ist vor allem die Arbeit im Bereich künstlicher Ersatz von verschiedenen Gliedmaßen oder der Unterstützung von einzelnen Organen im Zusammenarbeit mit dem Gehirn und dem Nervensystem. Es ist die Rede von einem bionischen Auge oder einem bionischen Arm und in der Medizin wird heute bereits die sogenannte Vagusnerv-Stimulation angewendet, welche die künstliche Stimulation eines Hirnnerv im Hirnstamm darstellt. Dadurch werden entsprechende Erregungen im Gehirn durch einen Generator erzeugt und es können beispielsweise Krankheiten wie Epilepsie oder schwere Depressionen gelindert werden. Ausgereifte technische Fortschritte wie diese bestätigen fortlaufend die Aussicht auf weitere wichtige Erfolge. Aufmerksamkeit erfordert hierbei aber immer die ethische und moralische Vereinbarkeit mit der Wissenschaft. Eine entscheidende Rolle spielt hier die Erforschung und Entwicklung, speziell bei der Verbindung zwischen Mensch und Maschine. Forschung schreitet unaufhaltsam voran, sie kann Heilung bringen und für Verbesserungen sorgen, aber muss sich ebenso mit Aspekten dieser Art auseinandersetzen. (vgl. ebd. S. 218 f.)

6 Literaturverzeichnis

Carter, R./Aldridge S./Page M./Parker S. (2014): Das Gehirn. 1. Auflage, München: Dorling Kindersley Verlag

Menche, N. (2012): Biologie Anatomie Physiologie – Kompaktes Lehrbuch für Pflegeberufe. 7. Auflage, München: Urban & Fischer

Kahle, W./Frotscher M. (2013): Taschenatlas Anatomie Band 3 – Nervensystem und Sinnesorgane. 11. Auflage, Stuttgart: Thieme

Seth, A. (2016): Das Gehirn in 30 Sekunden. 1. Auflage, Kerkdriel: Librero

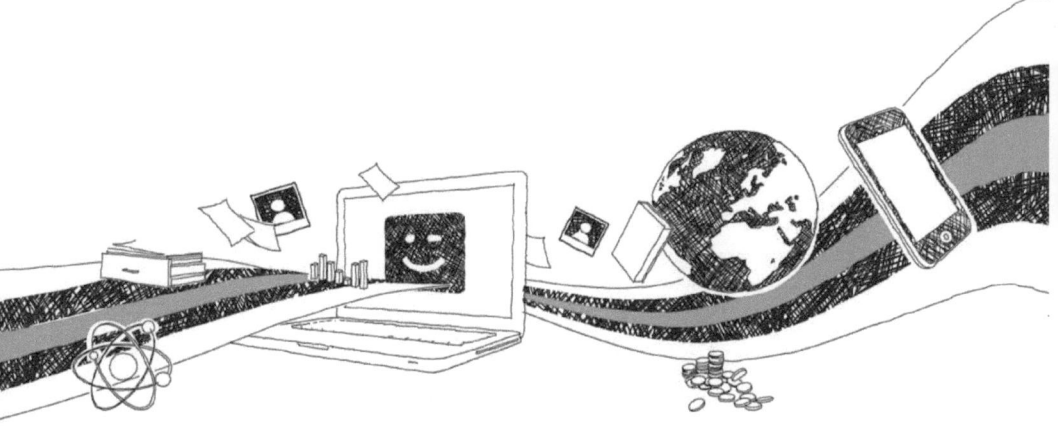
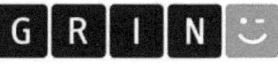